Safa M'Dimegh
Sabrine Ben Youssef
Chayma Ayari

Intussuscepções intestinais agudas em crianças com mais de dois anos

Safa M'Dimegh
Sabrine Ben Youssef
Chayma Ayari

Intussuscepções intestinais agudas em crianças com mais de dois anos

Perfil Demográfico e Clínico-Radio-Terapêutico

Imprint

Any brand names and product names mentioned in this book are subject to trademark, brand or patent protection and are trademarks or registered trademarks of their respective holders. The use of brand names, product names, common names, trade names, product descriptions etc. even without a particular marking in this work is in no way to be construed to mean that such names may be regarded as unrestricted in respect of trademark and brand protection legislation and could thus be used by anyone.

Cover image: www.ingimage.com

This book is a translation from the original published under ISBN 978-620-7-47322-9.

Publisher:
Sciencia Scripts
is a trademark of
Dodo Books Indian Ocean Ltd. and OmniScriptum S.R.L publishing group

120 High Road, East Finchley, London, N2 9ED, United Kingdom
Str. Armeneasca 28/1, office 1, Chisinau MD-2012, Republic of Moldova, Europe
Printed at: see last page
ISBN: 978-620-7-69838-7

Reconhecimento

Este humilde trabalho é dedicado à minha mãe e ao meu marido pelo seu amor sem fim, encorajamento e sacrifícios. Que Alá vos abençoe com saúde, graça e felicidade.

Os meus sogros, irmãs, cunhadas e cunhados pelo seu apoio e encorajamento. A alegria da minha vida, o meu filho Ilyes, que me encoraja com o seu sorriso sempre que me sento à secretária para trabalhar.

Todos os meus amigos e a minha segunda família; todos os médicos e paramédicos do departamento de pediatria do Farhat HAched Hospital

LISTA DE CONTEÚDOS

ABREVIATURAS

AII: Intussusceção Intestinal Aguda

PLP: pontos de chumbo patológicos

Hemograma: contagem completa do sangue

PCR: Proteína C-reactiva

TP: tempo de protrombina

US: ultrassonografia

LISTA DE QUADROS

LISTA DE FIGURAS

INTRODUÇÃO

INTRODUÇÃO

A Intussusceção Intestinal Aguda (IIA) é a emergência abdominal mais comum que leva à obstrução intestinal em crianças pequenas com idades compreendidas entre os 2 e os 24 meses (1,2). É a telescopagem de um segmento de intestino para um segmento adjacente, resultando em obstrução intestinal(3). Embora seja raro em crianças com mais de 2 anos de idade, de acordo com a maioria dos estudos, é causado principalmente por pontos de chumbo patológicos (PLP)(4,5). Recentemente, registou-se um aumento da frequência de AII após os 2 anos de idade, sendo idiopática na maioria dos casos. O tratamento da AII com enema de contraste líquido sob controlo escópico ou orientação ecográfica, na ausência de contraindicação, permite a redução da intussusceção na maioria dos casos(5). O tratamento cirúrgico é necessário imediatamente em caso de contraindicação ao enema ou em caso de falha da redução hidrostática ou presença de complicações durante o procedimento(1,6).

O objetivo deste estudo descritivo e transversal é relatar as características demográficas e clínico-radioterápicas de crianças com mais de 2 anos de idade internadas por IRA.

PACIENTES
E
MÉTODOS

DOENTES E MÉTODOS

1. Tipo e localização do estudo

Trata-se de um estudo descritivo retrospetivo transversal de casos de intussusceção intestinal aguda (IIA) tratados no departamento de cirurgia pediátrica do Hospital Universitário Fattouma Bourguiba em Monastir (Tunísia) entre janeiro de 2011 e dezembro de 2021.

2. Doentes:

2.1. Critérios de inclusão

Incluímos neste estudo todas as crianças:

Admitidos na enfermaria durante o período do estudo

✓ Idade compreendida entre os 2 e os 15 anos

✓ Com sintomas clínicos sugestivos de intussusceção intestinal aguda, que foi submetida a uma US abdominal para confirmação do diagnóstico.

2.2 Critérios de exclusão

Excluímos do nosso estudo os doentes com menos de 2 anos ou com mais de 15 anos.

3. Período de estudo

O período total do estudo é de 11 anos, de janeiro de 2011 a dezembro de 2021, inclusive.

4. Protocolo do estudo

4.1. Recolha de dados

Os dados foram recolhidos dos arquivos do departamento através da recolha de informações num formulário de recolha de dados que continha os parâmetros do nosso estudo.

Para cada paciente, foram coletados dados pré-operatórios como idade, sexo, procedência, antecedentes, tempo de consulta desde o início dos sintomas, sinais clínicos e paraclínicos.

4.2. Abordagens e procedimentos cirúrgicos

Após a admissão no serviço de cirurgia pediátrica, procedeu-se ao acondicionamento do doente e à realização de análises biológicas: determinação do grupo sanguíneo, hemograma completo, determinação da proteína C-reactiva (PCR), electrólitos séricos e tempo de protrombina (TP). Na ausência de contraindicação, foi efectuado um enema com contraste líquido sob orientação escópica no departamento de radiologia. O número máximo de tentativas de redução foi limitado a 3, com um intervalo de 30 minutos. A redução cirúrgica foi indicada imediatamente para os doentes com contra-indicações ao clister: alteração do estado geral, defesa abdominal, derrame intraperitoneal médio ou grande ou após insucesso da redução por clister (3 tentativas) ou em caso de complicações durante o procedimento de redução (perfuração). Em caso de cirurgia, após uma redução manual e dependendo da vitalidade do intestino ou da presença de PLP, foi efectuada uma ressecção anastomótica.

5. Pesquisa bibliográfica

A pesquisa bibliográfica foi efectuada através da consulta de bases de dados científicas como a Pubmed e o Google Scholar. Artigos considerados relevantes, revisões de literatura e estudos de caso foram referenciados neste trabalho.

6. Considerações éticas

Na realização deste trabalho, foram respeitados os dados pessoais que permitem a identificação da pessoa, o anonimato nos ficheiros e nos formulários de recolha de dados.

RESULTADOS

RESULTADOS

1. Características epidemiológicas

1.1 Número de casos

Cento e doze pacientes (9,6%) que preencheram os critérios de inclusão de um total de 1.169 casos de IRA foram hospitalizados durante o período do estudo. A maior frequência de IRA em nossa população foi observada em 2019 (14,3%) e a menor em 2015, conforme mostrado na Figura 1.

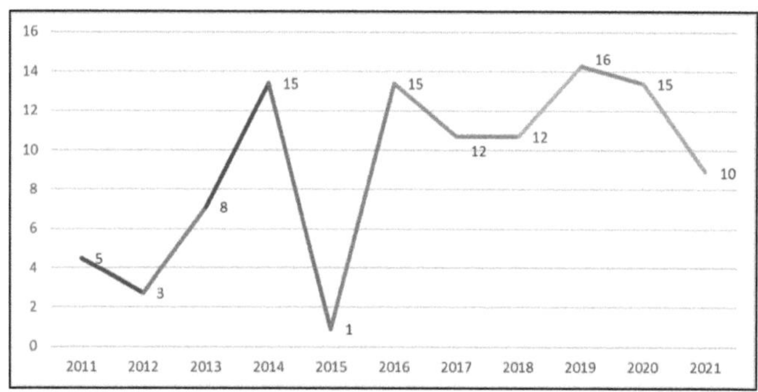

Figura 1: Distribuição dos doentes por ano.

1.2. Distribuição por idade e género

A idade dos doentes variou entre os 2 e os 13 anos, com uma idade média de 3 anos [2,41-4,23]. A maior percentagem ocorreu em crianças com idades compreendidas entre os 2 e os 5 anos (83,04%). Observou-se uma preponderância do sexo masculino (83 rapazes e 29 raparigas) com um rácio entre sexos de 2,86, conforme ilustrado na figura 2.

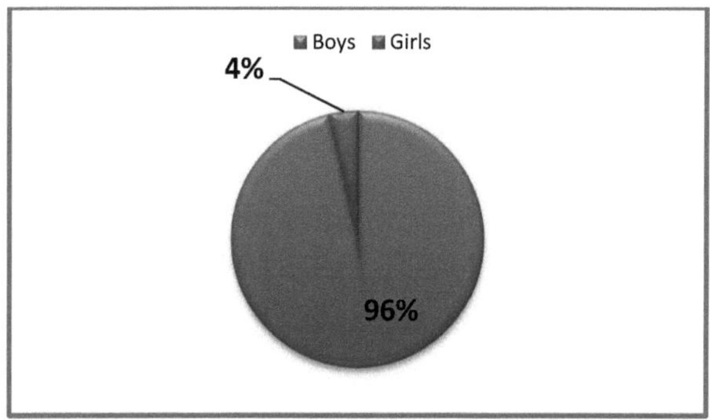

Figura 2: Distribuição dos doentes por género

2. Estudo clínico

2.1. Principais sinais funcionais

A tríade clássica de dor abdominal intermitente, vómitos e fezes com sangue estava completa em apenas 8 crianças (7,14%). A dor abdominal e os vómitos foram os sintomas mais comuns. A maioria dos doentes (97,3%) foi admitida em bom estado geral, três doentes apresentavam um estado geral alterado. Apenas 8 doentes (7,1%) apresentavam febre.

A Figura 3 ilustra os principais sintomas que os doentes manifestaram à apresentação.

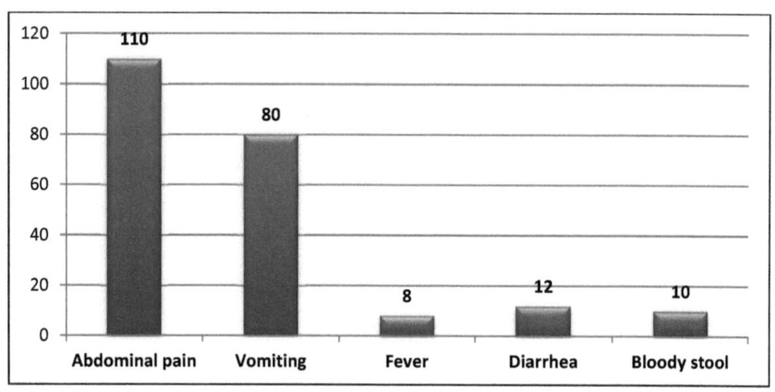

Figura 3: Principais sinais funcionais na apresentação

2.2. Principais sinais físicos

Ao exame, verificámos que 49 doentes (43,75%) tinham um abdómen indolor, 62 doentes (55,36%) tinham sensibilidade abdominal e apenas um tinha defesa abdominal.

Em 7 doentes foi sentida uma massa abdominal para umbilical. Não foram observados casos de contratura abdominal ou vacuidade da fossa ilíaca direita.

3. Exames paraclínicos

3.1. Dados biológicos

A hiperleucocitose foi encontrada em 51,79% dos doentes e a PCR elevada foi registada em 40,18% dos doentes. Entre as perturbações dos electrólitos, verificou-se hiponatremia em 34,82% dos doentes, hipocalemia em 3,57% dos doentes e hipocloremia em 10,71% dos doentes.

O quadro I resume os principais dados biológicos encontrados nos nossos doentes.

Mesa I: Características biológicas dos doentes

Anomalias biológicas	Número	Percentagem (%)
Hiperleucocitose	58	51.79
PCR elevada	45	40.18
Hiponatremia	39	34.82
Hipocalemia	4	3.57
Hipocloremia	12	10.71

3.2. Dados radiológicos

Foi realizada uma ecografia abdominal (US) em todos os doentes para confirmar o diagnóstico de AII, avaliar a vitalidade intestinal e procurar uma possível PLP. A intussusceção era ileocecal em todos os doentes. A localização foi a periumbilical direita em 87,5% das crianças e peri-umbilical esquerda em 12,5% dos casos. O comprimento do intestino invaginado variou de 11 a 80 mm e o diâmetro variou de 10 a 83 mm (Tabela II). Entre os 112 exames ultra-sonográficos, observamos 3 casos de derrame intra-peritoneal volumoso e 4 casos de dúvida quanto à vitalidade do trato intestinal. A US evidenciou a presença de adenopatias coelio mesentéricas em 91 pacientes (81,3%) e a presença de PLP em 4 pacientes (3,57%): 2 casos de massa suspeita, 1 caso de divertículo de Meckel e 1 caso de adenopatias suspeitas.

Tabela II: Medição da bexiga de invaginação

Características	Medidas em milímetros
Comprimento	
Mínimo	**11**
Máximo	**80**
Média ± desvio padrão	**35,3 ± 15,34**
diâmetro	
Mínimo	**10**
Máximo	**83**
Mediana [intervalo interquartil]	**26[20-31,75]**

3.3. Dados anatomopatológicos

O exame anatomopatológico foi realizado em 11 casos. Entre os 21 pacientes operados, 8 apresentavam PLP (38,1%): 4 casos de divertículo de Meckel, 3 casos de linfoma de Burkitt e um paciente apresentava múltiplos hematomas parietais relacionados à púrpura reumatoide.

4. Gestão terapêutica

4.1. Tratamento não cirúrgico

A redução hidrostática sob orientação escópica foi efectuada como tratamento de primeira linha na ausência de contra-indicações em 109 doentes. O sucesso da redução foi obtido após a primeira, a segunda e a terceira tentativa em, respetivamente, 72,48%, 17,43% e 10,09% dos doentes. O enema com contraste líquido foi bem sucedido em 93 dos 109 doentes (85,32%). Não foram registados casos de perfuração.

4.2. Tratamento cirúrgico

O tratamento cirúrgico foi efectuado em 21 doentes. Três casos foram operados imediatamente por alteração do estado geral associada a um grande derrame intra-peritoneal, 16 casos por falha da redução hidrostática e 2 doentes que tiveram uma redução bem sucedida, mas a cirurgia foi indicada para exploração de lesões suspeitas encontradas na US. A redução manual foi efectuada em 19 doentes, dos quais 13 tinham a vitalidade do trato intestinal preservada. A ressecção intestinal foi efectuada em 8 doentes: 4 doentes tinham um divertículo de Meckel e outros 4 doentes tinham uma alteração da vitalidade do trato intestinal após a redução da bexiga de intussusceção. Três doentes foram submetidos a biopsia de massa suspeita ou adenopatia.

A Tabela III resume as características terapêuticas dos doentes do nosso estudo.

Tabela III: Características terapêuticas dos doentes

Características		n	Percentagem (%)
Redução hidrostática		**109**	**97,32**
1 tentativa		79	72,48
2 tentativas		**19**	**17,43**
3 tentativas		11	10,09
Sucesso		**93/109**	**85,32**
EUA após	**Adenopatia**	1	0,92
a redução	**Massa**	1	0,92
Redução cirúrgica		**21**	**18,8**

DISCUSSÃO

DISCUSSÃO

A intussusceção leva frequentemente à obstrução intestinal em casos pediátricos, em que uma secção do intestino se dobra num segmento adjacente, resultando em obstrução a montante. O diagnóstico desta condição pode ser um desafio, dificultado pela variabilidade da apresentação clínica (7,8).

Os sintomas "clássicos" comummente ensinados, incluindo dor abdominal, fezes de geleia de groselha, vómitos e uma massa abdominal palpável, podem não ser evidentes durante a apresentação inicial. Um atraso no diagnóstico e no tratamento pode resultar em complicações graves, como isquémia intestinal, perfuração e peritonite.

O diagnóstico da intussusceção deixou de ser feito por radiografia e passou a ser feito por ecografia abdominal devido à sua maior precisão na deteção (9). As decisões relativas ao tratamento baseiam-se na apresentação clínica do doente e nos conhecimentos especializados disponíveis.

1. Estudos de dados epidemiológicos

As intussuscepções são consideradas mais comuns em crianças com menos de 24 meses (2).

De acordo com vários estudos, a idade máxima de apresentação é de 4 a 8 meses (10). Nos Estados Unidos, cerca de dois terços dos casos ocorrem abaixo de 1 ano de idade (11).

O nosso estudo é o primeiro estudo tunisino que se debruçou sobre a IIA em crianças com mais de 2 anos de idade. O nosso estudo demonstrou que 9,58% das crianças atendidas no nosso serviço com o diagnóstico de intussusceção tinham mais de 2 anos de idade. No entanto, alguns estudos concluíram que esta ocorre em 10 a 25% dos casos em crianças com mais de 2 anos de idade (1,3,12). De facto, a maioria das intussuscepções ocorre em crianças com menos de 1 ano e quase todas as intussuscepções que ocorrem em crianças com mais de 5 anos de idade são secundárias a PLPs (13).

2. Características clínicas

O diagnóstico da AII é frequentemente difícil e pode ser dificultado pela variabilidade das manifestações clínicas. A tríade "clássica" de dor abdominal, vómitos e fezes com sangue pode não estar presente na apresentação (14). A dor abdominal e os vómitos foram os sintomas mais comuns relatados na literatura(15,16).

Apenas 8,9% dos doentes do nosso estudo apresentavam fezes com sangue. Esta percentagem baixa realça a realização precoce de US abdominal em caso de dor abdominal paroxística, que é o sintoma mais importante da IAA. A tríade clássica de vómitos, dor abdominal intermitente e fezes com sangue estava completa em apenas 7,14% dos doentes, o que demonstra a precocidade do diagnóstico no nosso estudo. Este facto é semelhante aos resultados encontrados na maioria dos estudos, em que se verificou em 7,5 a 40% dos doentes (6).

No nosso estudo, a maioria dos doentes apresentava um bom estado geral (97,3%) e só se registou febre em 8 doentes (7,1%). Num estudo realizado em Singapura (17)a febre concomitante foi detectada em 40,92% das crianças e sugeriu que os médicos devem suspeitar de AII mesmo em caso de co-infeção.

3. Estudos de exames complementares

A ecografia abdominal tem sido a chave do diagnóstico devido à sua maior sensibilidade e especificidade na identificação de intussuscepções (9). É exacta e não invasiva, e contribuiu não só para o diagnóstico da IIA em todos os doentes, mas também para o seu tratamento(16,18).

Em nosso estudo, mostramos que não houve associação estatisticamente significativa entre a falha da redução hidrostática e o comprimento da intussusceção (p=0,087) ou seu diâmetro (p=0,301). Este não foi o caso no estudo de Sun Z (19) que indicou que o comprimento e o diâmetro são factores preditivos do sucesso da sua redução. Assim, um comprimento de 30,20 mm ± 10,22 e um diâmetro de 20,30 mm ± 5,36 estão associados a uma redução não cirúrgica da intussusceção.

A maioria dos doentes do nosso estudo não tinha PLP na US, apenas 3,57% tinham PLP, o que é consistente com os resultados de um estudo realizado nos Estados Unidos, que mostrou que a AII era idiopática em 95% dos casos e apenas sete doentes tinham PLP (2 casos de divertículo de Meckel, 3 casos de síndrome de Peutz-Jeghers e 2 casos de púrpura de Henoch-Schönlein) (20).

4. Gestão terapêutica

4.1. Tratamento não cirúrgico

Em geral, a maioria dos doentes com intussusceção pode ser tratada de forma conservadora. As intervenções não cirúrgicas para reduzir a intussusceção demonstraram a capacidade de reduzir a duração do internamento hospitalar, acelerar a recuperação e diminuir a probabilidade de complicações associadas a uma cirurgia abdominal significativa(10,21).

Existem diferentes métodos de redução não cirúrgica. No nosso estudo, a redução hidrostática foi efectuada na maioria dos doentes (97,32%) e foi bem sucedida após uma a três tentativas em 85,32% deles. A redução não cirúrgica também foi iniciada como um procedimento de primeira linha na maioria dos estudos (22,23). De acordo com Ondhia M (24) e Eraki ME (25)a redução não-cirúrgica tem uma taxa de sucesso entre 50 e 75% e uma baixa taxa de complicações e recorrência (0,5%), estando também associada a um curto período de hospitalização e a um baixo custo; por conseguinte, é recomendada como tratamento de primeira linha na ausência de sinais de gravidade ou de contraindicação à redução hidrostática. No nosso estudo, foi utilizado um enema de contração líquido. Em contraste, vários relatórios utilizaram a redução pneumática (16,24,26). De facto, de acordo com Sadigh G (27)a taxa de sucesso da redução pneumática foi maior do que a da redução líquida. Relativamente ao risco de perfuração, não houve diferença estatisticamente significativa entre os dois métodos.

4.2. Tratamento cirúrgico

A redução operatória deve ser efectuada quando a redução falhar, se houver suspeita de causas patológicas ou em caso de necrose ou perfuração intestinal (28).

A redução cirúrgica foi efectuada em 21 doentes (18,75%) no nosso estudo. Entre estes doentes, dois casos foram operados para confirmação anatomopatológica da natureza da massa suspeita ou adenopatia encontrada na US, apesar da redução hidrostática bem sucedida. O divertículo de Meckel foi observado em 4 casos. Tal como descrito em muitos relatórios, o divertículo de Meckel foi a PLP mais frequente [3, 5, 11].

Os nossos resultados mostraram que, incluindo 112 crianças com mais de 2 anos, 7,14% das crianças tinham uma PLP e a maioria (92,86%) tinha AII idiopática. Em contraste, vários autores relataram que a incidência de IRA secundária a uma PLP aumenta com a idade [3,6, 7, 10,13] e é mais frequente em crianças com mais de 2 anos [11]. Estudos mais recentes estavam em concordância com nossos achados, Kolar M et al [21] mostraram em seu estudo publicado em 2020, incluindo 1895 crianças menores de 18 anos de idade, que menos de 4% tinham uma PLP, como divertículo de Meckel, duplicação intestinal ou um tumor benigno ou maligno. Num estudo publicado em 2019, Zhao L et al [22] relataram que entre 1046 pacientes com idades entre 4 dias e 14 anos que foram submetidos a redução cirúrgica, 83 tinham uma causa local, incluindo 3,4% com mais de 2 anos. As causas mais comuns neste grupo etário foram pólipos intestinais, divertículo de Meckel e síndrome de Peutz-Jeghers. No entanto, não foram identificados casos de síndrome de Peutz-Jeghers no nosso estudo. Os nossos resultados sublinham a frequência crescente de AII idiopática que ocorre em crianças com mais de 2 anos de idade.

Limitações do estudo

Que seja do nosso conhecimento, este é o primeiro estudo realizado na Tunísia que relatou as características da IRA em crianças com mais de 2 anos. No entanto, teve algumas limitações. De facto, tratou-se de uma revisão retrospetiva de gráficos; recomenda-se a realização de estudos prospectivos. No nosso estudo, incluímos apenas crianças com mais de 2 anos de idade, enquanto a maioria dos estudos incluiu também crianças com menos de 2 anos, criando um viés na comparação dos nossos resultados com os da literatura.

Conclusão

CONCLUSÃO

A intussusceção é uma emergência abdominal importante na infância. A maioria dos casos ocorre em crianças com idades compreendidas entre os 6 e os 18 meses e ocorre mais frequentemente em rapazes do que em raparigas.

Um diagnóstico e tratamento rápidos e exactos são cruciais, uma vez que qualquer atraso pode resultar em complicações graves, incluindo perfuração intestinal, necessidade de ressecção intestinal e potencial mortalidade.

O objetivo do nosso estudo é documentar as características da IIA em crianças com mais de 2 anos de idade, dada a sua relativa raridade neste grupo etário.

O nosso estudo decorreu durante 11 anos, de janeiro de 2011 a dezembro de 2021, no serviço de cirurgia pediátrica do Hospital Universitário Fattouma-Bourguiba em Monastir, Tunísia. Contámos 112 casos. Foi efectuado um exame das características epidemiológicas, clínicas e paraclínicas, das diferentes características do tratamento e do resultado.

O nosso estudo mostrou que 9,6% de um total de 1169 casos de IRA tinham mais de 2 anos de idade durante o período de estudo, tendo a percentagem mais elevada ocorrido em crianças com idades compreendidas entre os 2 e os 5 anos (83,04%). Observou-se uma preponderância do sexo masculino (83 rapazes e 29 raparigas), com um rácio entre sexos de 2,86.

A tríade clássica de dor abdominal intermitente, vómitos e fezes com sangue estava completa em apenas 8 crianças (7,14%). A dor abdominal e os vómitos foram os sintomas mais comuns.

A ecografia foi aplicada em todos os doentes e revelou uma causa local em 4 casos. A redução hidrostática sob orientação escópica foi efectuada como tratamento de primeira linha na ausência de contra-indicações para a maioria dos doentes (97,32%) e foi associada a uma elevada taxa de sucesso (85,32%).

No nosso estudo, observámos que a maioria dos AII eram idiopáticos (92,86%) e apenas 7,14% eram devidos a uma PLP.

Vinte e um pacientes (18,75%) foram submetidos à redução cirúrgica, dentre os quais apenas oito apresentavam PLP.

No final deste estudo, propomos uma linha de orientação para o tratamento clínico e terapêutico da intussusceção aguda em crianças com mais de 2 anos.

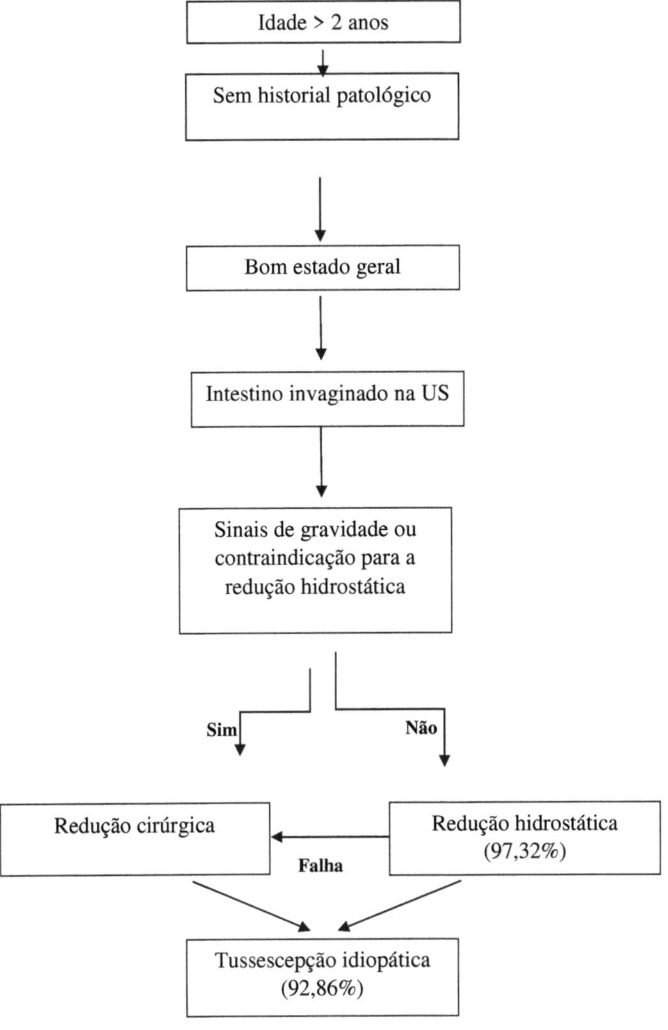

Figura 4: Directrizes clínicas e terapêuticas da AII em crianças com mais de 2 anos

REFERÊNCIAS BIBLIOGRÁFICAS

1. invaginação intestinal do nódulo e da criança - devsante.org

2. Khalifa ABH, Jebali A, Kedher M, Trabelsi A. Infectious etiology of acute idiopathic intussusception in children. Ann Biol Clin (Paris). 2013;71(4):389-93.

3. Waseem M, Rosenberg HK. Intussusceção. Pediatr Emerg Care. nov 2008;24(11):793-800.

4. Bussell HR, Kroiss S, Tharakan SJ, Meuli M, Moehrlen U. Intussusceção em crianças: lições aprendidas com o linfoma intestinal como um ponto de chumbo raro. Pediatr Surg Int. août 2019;35(8):879-85.

5. Baud C, Prodhomme O, Forgues D, Saguintaah M, Veyrac C, Couture A. Invagination intestinale aiguë du nourrisson et de l'enfant. Feuill Radiol.Dec 2015 ;55(6):336-58.

6. de Lamber G, Guérin F, Franchi-Abella S, Boubnova J, Martelli H. Invagination intestinale aiguë du nourrisson et de l'enfant. J Pédiatrie Puériculture.junho 2015 ;28(3):118-30.

7. Macdonald IA, Beattie TF. Intussusceção apresentada num serviço de urgência pediátrica. J Accid Emerg Med . sept 1995 ;12(3):182-6.

8. Harrington L, Connolly B, Hu X, Wesson DE, Babyn P, Schuh S. Ultrasonographic and clinical predictors of intussusception. J Pediatr. mai 1998;132(5):836-9.

9. Carroll AG, Kavanagh RG, Ni Leidhin C, Cullinan NM, Lavelle LP, Malone DE. Comparative Effectiveness of Imaging Modalities for the Diagnosis and Treatment of Intussusception: Um tópico criticamente avaliado. Acad Radiol. mai 2017;24(5):521-9.

10. Shapkina AN, Shapkin VV, Nelubov IV, Pryanishena LT. Intussusceção em crianças: experiência de 11 anos em Vladivostok. Pediatr Surg Int. nov 2006;22(11):901-4.

11. Parashar UD, Holman RC, Cummings KC, Staggs NW, Curns AT, Zimmerman CM, et al. Trends in intussusception-associated hospitalizations and deaths among US infants. Pediatrics. déc 2000;106(6):1413-21.

12. Theilen TM, Rolle U. Intussusceção em crianças. In: Kuipers EJ, éditeur. Encyclopedia of Gastroenterology (Second Edition) [Internet]. Oxford: Academic Press; 2020. p. 287-300.

13. Campbell Cooke D, Lewis EC. UM ESTUDO DE TRINTA ANOS SOBRE INTUSSUSCEPÇÃO AGUDA NA INFÂNCIA: 269 CASOS. The Lancet . Dez1960 ;276(7165):1359-64.

14. Blanch AJ, Perel SB, Acworth JP. Paediatric intussusception: Epidemiology and outcome. Emerg Med Australas. 2007;19(1):45-50.

15. Mandeville K, Chien M, Willyerd FA, Mandell G, Hostetler MA, Bulloch B. Intussusceção: apresentações clínicas e características de imagem. Pediatr Emerg Care. setembro de 2012;28(9):842-4.

16. Tareen F, Mc Laughlin D, Cianci F, Hoare SM, Sweeney B, Mortell A, et al. A radiografia abdominal não é necessária em crianças com intussusceção. Pediatr Surg Int. janv 2016;32(1):89-92.

17. Yap Shiyi E, Ganapathy S. Intussusception in Children Presenting to the Emergency Department: An Asian Perspective. Pediatr Emerg Care. juin 2017;33(6):409-13.

18. Lin XK, Xia QZ, Huang XZ, Han YJ, He GR, Zheng N. Características clínicas da intussusceção secundária a pontos de chumbo patológicos em crianças: uma experiência de centro único com 65 casos. Pediatr Surg Int. juill 2017;33(7):793-7.

19. Sun Z, Song G, Lian D, Zhang Q, Dong L. Gestão do Processo de Intussusceção em Crianças. Pediatr Emerg Care . juill 2022;38(7):321-5.

20. Rubinstein JC, Liu L, Caty MG, Christison-Lagay ER. O ponto de chumbo patológico é incomum na intussusceção ileocólica, independentemente da idade. J Pediatr Surg. oct 2015;50(10):1665-7.

21. Le Masne A, Lortat-Jacob S, Sayegh N, Sannier N, Brunelle F, Cheron G. Intussusception in infants and children: feasibility of ambulatory management. Eur J Pediatr. sept 1999;158(9):707-10.

22. Hryhorczuk AL, Lee EY. Imaging evaluation of bowel obruction in children: updates in imaging techniques and review of imaging findings. Semin Roentgenol. avr 2012;47(2):159-70.

23. Vujović D, Lukac M, Sretenović A, Krstajić T, Ljubić V, Antunović SS. Indicações para redução repetida de enema de intussusceção em crianças. Srp Arh Celok Lek. 2014;142(5-6):320-4.

24. Ondhia MN, Al-Mutawa Y, Harave S, Losty PD. Intussusception: A 14-year experience at a UK tertiary referral centre. J Pediatr Surg. août 2020;55(8):1570-3.

25. Eraki ME sayed. Uma comparação da redução hidrostática em crianças com intussusceção versus cirurgia: Experiência de um único centro. Afr J Paediatr Surg AJPS . 2017;14(4):61-4.

26. Charles T, Penninga L, Reurings JC, Berry MCJ. Intussusception in Children: A Clinical Review. Ata Chir Belg. 2015;115(5):327-33.

27. Sadigh G, Zou KH, Razavi SA, Khan R, Applegate KE. Meta-análise de ar versus enema líquido para redução de intussusceção em crianças. AJR Am J Roentgenol. nov 2015;205(5):W542-549.

28. Zhao L, Feng S, Wu P, Lai XH, Lv C, Chen G. Características clínicas e resultados cirúrgicos em crianças com intussuscepções secundárias a pontos de chumbo patológicos: estudo retrospetivo numa única instituição. Pediatr Surg Int. juill 2019;35(7):807-11.

Título:Perfil Demográfico e Clínico-Radio-Terapêutico das Intussuscepções Intestinais Agudas em Crianças com Mais de Dois Anos

Resumo

Introdução: A intussusceção intestinal aguda (IIA) é a causa mais comum de obstrução intestinal em crianças pequenas. De acordo com a literatura, esta condição é rara após os 2 anos de idade e é frequentemente devida a um ponto de chumbo patológico (PLP). O objetivo o do nosso estudo é relatar as características demográficas e clínico-radioterapêuticas de crianças com mais de 2 anos de idade hospitalizadas por AII.

Material e método: **Realizámos** um estudo transversal descritivo em doentes com mais de 2 anos de idade internados por IAA no departamento de cirurgia pediátrica de Fattouma-Bourguiba A maior frequência de IAA foi em 2019 (14,3%). A idade média foi de 3 anos. A tríade completa (dor abdominal intermitente, vômitos e fezes com sangue) envolveu apenas 7,14% dos pacientes. A ecografia foi aplicada a todos os doentes e revelou uma causa local em 4 casos. A redução hidrostática sob orientação escópica foi realizada como tratamento de primeira linha na ausência de contra-indicações para a maioria dos doentes (97,32%) e foi associada a uma elevada taxa de sucesso (85,32%). De facto, a maioria das IIA eram idiopáticas (92,86%) e apenas 7,14% eram devidas a uma PLP. Vinte e um pacientes (18,75%) foram submetidos à redução cirúrgica, dentre os quais apenas oito tinham uma PLP.

Conclusão: A intussusceção é uma emergência abdominal importante na infância. A maioria dos casos ocorre em crianças com idades compreendidas entre os 6 e os 18 meses e ocorre mais frequentemente em rapazes do que em raparigas.

Um diagnóstico e tratamento rápidos e exactos são cruciais, uma vez que qualquer atraso pode resultar em complicações graves

Palavras-chave: Intussuscepções intestinais, Crianças, Tunísia.

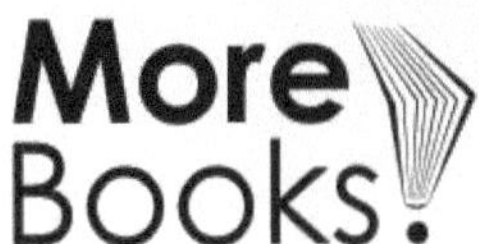

yes

I want morebooks!

Buy your books fast and straightforward online - at one of world's fastest growing online book stores! Environmentally sound due to Print-on-Demand technologies.

Buy your books online at
www.morebooks.shop

Compre os seus livros mais rápido e diretamente na internet, em uma das livrarias on-line com o maior crescimento no mundo! Produção que protege o meio ambiente através das tecnologias de impressão sob demanda.

Compre os seus livros on-line em
www.morebooks.shop

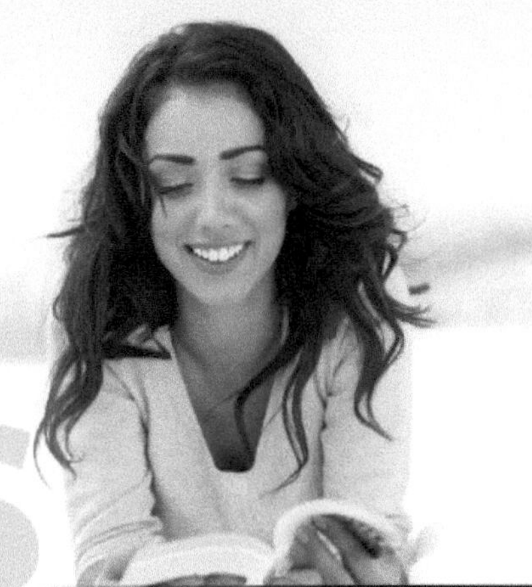

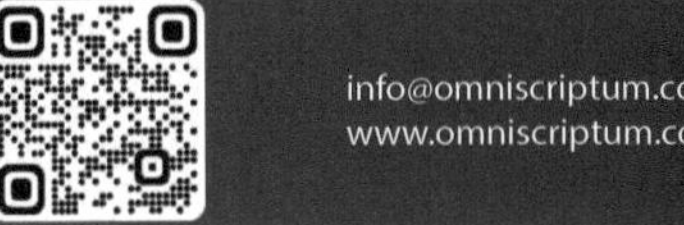

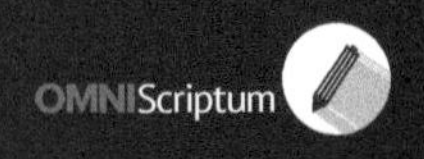

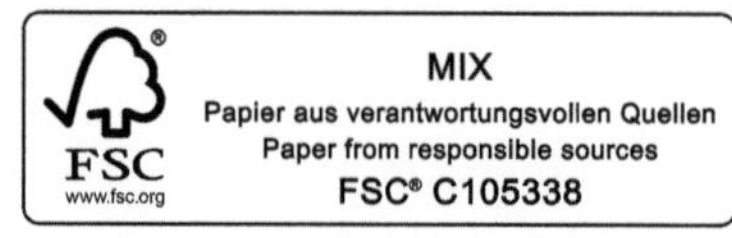

Printed by Books on Demand GmbH, Norderstedt / Germany